HYGIÈNE

DU

VÉLOCIPÈDE

PAR

M. D. BELLENCONTRE

Médecin inspecteur de la Société protectrice de l'enfance de Paris,
professeur d'hygiène, etc

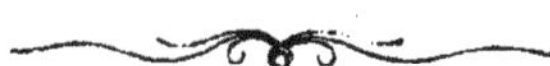

PARIS
L. RICHARD, Libraire-Editeur.
Rue Mazarine, 11.
1869.

HYGIÈNE

DU

VÉLOCIPÈDE

HYGIÈNE

DU

VÉLOCIPÈDE

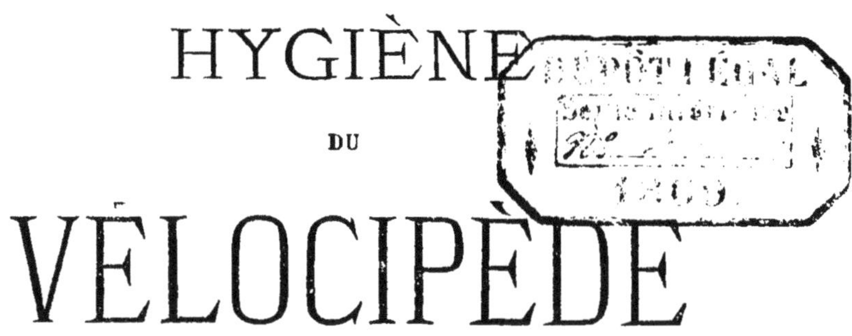

PAR

M. D. BELLENCONTRE

Médecin inspecteur de la Société protectrice de l'enfance de Paris, professeur d'hygiène, etc

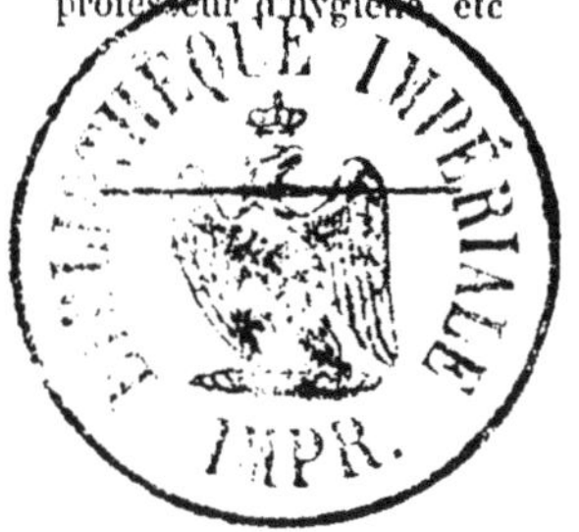

PARIS

L. RICHARD, Libraire-Editeur.

Rue Mazarine, 11.

1869.

A MESSIEURS LES MEMBRES

DU

VÉLOCE-CLUB ROUENNAIS

Messieurs,

En livrant ce petit travail à la publicité, j'ai voulu vous prouver l'intérêt que je porte à votre Société, à la propagation de la *Vélocipédie* et vous remercier de l'honneur que vous m'avez fait en m'attachant, comme médecin, à votre Société.

Aujourd'hui, le vélocipède ne doit plus être considéré comme un jouet, c'est un objet d'utilité, un instrument de locomotion et j'ai voulu démontrer combien, appliqué à l'hygiène et à la gymnastique, il peut-être utile à la santé, quel plaisir il procure et à quel but il conduit en concourant même au progrès de haute moralisation des masses, vers lequel les esprits tendent sans cesse.

J'ai voulu par quelques conseils d'hygiène pratique être utile à tous les vélocipédistes et décider ceux qui ne le sont pas à le devenir.., tel est, messieurs, le but que je me suis proposé d'atteindre, ai-je réussi ? je l'espère, en tout cas, j'ai la satisfaction d'un devoir accompli et d'avoir émis une conviction arrêtée... J'ai l'honneur de soumettre cette brochure à votre appréciation, l'amitié des uns, l'impartialité et la générosité de tous, sont pour moi les sûrs garants de l'excessive bienveillance avec laquelle vous en accepterez la dédicace.

D. Bellencontre.

Rouen, 20 août 1869.

HYGIÈNE DU VÉLOCIPÈDE

La fantaisie le présente, l'industrie le patronne, la mode le reçoit, le progrès l'encourage ; les arts utiles l'accueillent, L'HYGIÈNE LE CONSEILLE, LA MÉDECINE L'ORDONNE...

—

L'exercice corporel est une des conditions les plus importantes de la conservation de la santé... et pour preuve, nous avons vu M. Duruy, ex-ministre de l'instruction publique, le mettre en honneur en instituant dans les colléges et les lycées des cours de gymnastique...

Le vélocipède est un système de locomotion, un instrument de gymnastique ; presque toutes les écoles de gymnase l'ont adopté, qu'il me suffise de citer Paris, Rouen, Lyon, Marseille.

Son côté hygiénique, son influence sur la santé, ont été fort peu étudiés, je ne connais, en effet, que quelques notes éparses dans les journaux, et entre autres dans le *Vélocipède illustré*, qui a ouvert ses colonnes, avec la bienveillance qui le distingue, à MM. E. Paz et le docteur Desmartis.

Plaisir d'abord, santé après !... Tel est et ne devrait pas être le mot d'ordre général.

Dans ce travail, j'ai voulu m'occuper particulièrement du *bicycle*, non que je dédaigne le *tricycle*, mais outre que le bicycle est arrivé à une perfection plus grande que ce dernier, il y a beaucoup plus à dire au point de vue hygiénique sur le bicycle, qui doit aider ou remplacer le cheval de selle, que sur le tricycle qui s'assimile à une voiture à deux roues...

Pour étudier avec impartialité l'influence de l'exercice du bicycle sur la santé, il est de toute justice de ne pas l'envisager sur un débutant... Une personne d'une constitution vigoureuse, à quelque exercice qu'elle se livre, natation, lutte, escrime, équitation, etc..., si elle y est étrangère, ne sera pas un quart d'heure sans sentir son cœur battre tumultueusement, sa respiration s'accélérer et elle éprouvera bientôt une sensation de fatigue, de brisement, qui, quelquefois, peut prendre les caractères d'une véritable douleur. Chez les apprentis vélocipédistes j'ai remarqué que ces douleurs, outre le sentiment de courbature générale qu'ils éprouvent, sont beaucoup plus fortes dans les muscles du bras et de l'avant-bras... La force et la roideur instinctive qu'ils déploient pour maintenir l'équilibre étant exagérées... Viennent ensuite, par ordre de fréquence, la fatigue et les douleurs dans les muscles des cuisses, des mollets et des lombes.

Toutes contractions fortes et soutenues doivent être proscrites ; elles fatiguent les vélocemen et leur retirent la grâce...

Le vélocipède doit paraître marcher de lui-même entraînant l'homme, les pédales servant d'étrier...

Certainement, objecte-t on, le débutant peut se laisser choir d'une façon malheureuse ?

Je l'accorde, aussi, la première nécessité pour l'apprenti vélocipédiste est-elle d'être souple et de savoir « descendre lestement de dessus le vélocipède. » Je dirai plus, c'est même déjà un art de savoir *bien tomber* ; mais demandez donc à ce beau phraseur qui vous fait cette objection, à ce niais, ce badaud qui rit de votre chute, qu'elle est l'exercice dont les débuts sont sans danger ?

La première fois que l'homme se jette à l'eau, est-il donc si favorisé de la nature qu'il ne se laisse immédiatement *couler*, s'il ne prend soin de se faire *attacher ?*

Le cheval, cet ennemi et pourtant ce *frère* du *vélocipède*, est-il donc si facile à enfourcher pour un débutant ?

Vous ne vous rappelez donc pas cette émotion qui fit bouillonner tout votre sang, projeter violemment votre cœur contre votre poitrine, lorsque vous livrâtes votre être pour la première fois à ce noble animal que vous ne saviez conduire, mais qui vous dirigeait ?

Ne vous souvenez-vous donc plus de ces coups de fleurets qui vous firent des *bleus* lors de vos premières armes ?

Et l'hiver, demandez donc à vos *grands fessiers* les rudes chocs qu'ils supportent, avant que vous ayiez appris à vous maintenir sur ces deux lames d'acier que l'on nomme patins ?

Il n'est rien qui ne coute sur terre, nous devons tous et pour tout, payer notre bienvenue, au plus adroit de s'en acquitter le plus lestement possible ?

Quelques soient les souvenirs que vous gardiez de vos débuts de véloceman, vous serez largement récompensés quand vous pourrez tripler sans gêne, sans fatigue, la vitesse de votre marche habituelle.

« Il ne faut pas être, bachelier ès-sciences, a dit un ami du vélocipède pour savoir qu'un poids quelconque est plus facile à manier en le mettant sur un véhicule roulant, qu'en le portant à la force du jarret (1). »

II.

L'exercice du vélocipède est un exercice complexe... Je me suis demandé si je devais le classer parmi les exercices dits *actifs*, qui mettent en jeu alternativement les différentes parties du système locomoteur, ou parmi les exercices dits *mixtes*, qui dépendent à la fois des exercices actifs et des exercices *passifs*, et n'admettent aucun mouvement spontané, la progression en voiture, par exemple.

Si l'exercice du véloce suppose l'intervention de la marche, de la course, du saut, de la vue, du tact, de l'ouïe, s'il entraîne même la mise en jeu de l'intelligence. Il n'est pas moins vrai que le véloceman un peu habile peut, dans certains cas, dans certaines positions, et souvent même quand bon lui semble, être placé absolument dans les mêmes conditions que l'homme entraîné dans une voiture, il ne fera — pas plus que ce dernier — le plus léger mouvement, la plus legère résistance, en un mot, aucun mouvement spontané.

Le vélocipède doit donc être rangé, comme l'équitation, parmi les exercices *mixtes*, qui tiennent à la fois des exercices actifs et passifs.

Presque toutes les parties du corps du véloceman *peuvent* entrer en mouvement .. l'augmentation

---

(1) A. Favre *le Vélocipède, sa structure*, broch. 1868 Marseille.

d'action organique ne se passera pas seulement dans ces parties qui sont le siége de contractions musculaires, mais elle se répétera dans toutes les parties de l'économie et influencera toutes les fonctions.

Afin d'éviter toute confusion et pour suivre un ordre méthodique, nous étudierons successivement et avec rapidité son influence sur les fonctions des appareils de la *locomotion*, de la *circulation*, de la *respiration*, de la *digestion*, sur le *système nerveux* et dans les cas pathologiques où son usage trouvera un utile emploi. .

III.

L'homme qui a enfourché un vélocipède, *les jambes étant pendantes*, n'est — physiologiquement parlant — ni dans les conditions de l'homme assis sur un tabouret, ni dans la position de l'homme assis sur un bâton ou une corde, il est dans une position intermédiaire ; en effet, la selle d'un véloce offre une surface plus étroite que le tabouret, moins aigüe qu'un bâton... La situation de la tête et du tronc est la même que dans la station debout, la colonne vertébrale pesant de tout son poids sur les ligaments jaunes, l'effort est tout entier concentré dans les muscles qui s'opposent à la flexion du bassin sur les cuisses, l'équilibre est moins facile à tenir que dans la station assise sur le tabouret, la base de sustentation étant moins étendue, puisqu'elle ne mesure que la partie du corps supportée par le siége, et la ligne verticale du centre de gravité du corps ayant beaucoup de peine à être maintenue dans cette base de sustentation.

Lorsque le véloceman a posé les pieds sur la pédale, la base de sustentation devient plus large, l'équilibre plus aisé et d'autant plus facile que la vitesse de la marche du véloce augmente... les cuisses et les jambes *n'ont rien à supporter*, leurs muscles travaillent à peu près de la même façon dont procède un homme qui monte un escalier, moins le *tronc* que les membres inférieurs ne supportent plus comme dans la marche ; dans ces mouvements, tous les muscles des membres inférieurs, du bassin, sont mis en jeu, les muscles extenseurs et fléchisseurs des jambes et des cuisses, ont surtout une action énergique, ce qui explique la fatigue que les vélocipédistes éprouvent dans les muscles antérieurs de la cuisse ; les muscles abdominaux et du cou sont surtout mis en activité, lorsque le véloceman monte une pente et imprime à la colonne vertébrale, par le jeu de ces muscles, une inclinaison en avant.

Pendant les mouvements des membres inférieurs, les membres supérieurs ne restent pas inactifs : en maintenant le gouvernail, ils agissent à la manière de balanciers et contribuent pour leur part à l'équilibre, les muscles de l'épaule se trouvent aussi plus ou moins mis en jeu... les bras ne sont certes pas indispensables à la progression du vélocipède. Un véloceman habile peut courir les bras étant immobiles et même croisés, mais, dans ce cas, à moins d'une grande vitesse acquise, on remarque que l'instrument *louvoie*. Cette oscillation est due en partie au léger mouvement de rotation que le tronc décrit autour du fémur du membre qui appuie sur la pédale arrivée au *point mort supérieur* Ce mouvement de rotation est le même que celui qui s'observe chez l'homme marchant les bras derrière le dos.

Les muscles qui concourent à la respiration, comme tous les muscles de la *vie animale*, empruntent une activité plus grande à l'exercice du vélocipède, nous verrons bientôt qu'elle influence il peut avoir sur les muscles de la *vie organique*. L'exercice du vélocipède agit sur tous les éléments anatomiques de l'appareil locomoteur, les muscles, les os, les tissus fibreux, les articulations.

Quand au reproche que l'on a fait au vélocipède de dépenser rapidement la liqueur synoviale des articulations des genoux, M. le docteur T. Desmartis en a fait déjà justice (1), et la nature prévoyante se charge d'y pourvoir... Le tout est dans la mesure, un excès seul peut la mettre en défaut...

Les membranes séreuses qui tapissent les surfaces articulaires et doublent les gaînes fibreuses dans lesquelles glissent les tendons, augmentent en même temps d'étendue et d'énergie secrétoire sous l'action de l'exercice, les surfaces de frottement sont mieux lubréfiées, les cartilages diarthrodiaux mieux préservés de l'usure, les mouvements plus faciles plus étendus et l'ensemble de l'articulation acquiert ainsi plus de force, d'élégance, de souplesse...

Je connais un homme de soixante-six ans qui avait de la rigidité dans les articulations des membres inférieurs. Je lui conseillai d'apprendre à monter un vélocipède, ses débuts furent pénibles, il résista, et après une douzaine de leçons, il parvint à faire deux kilomètres en vingt minutes, aujourd'hui

---

(1) *Le Vélocipède illustré*, nos 7 et 8, 1869.

les articulations sont plus souples, la marche plus facile et il est bon véloceman.

Sous l'influence de la *vélocipédie*, les muscles habitués à se mouvoir augmentent de densité et de volume; il est une vérité banale aujourd'hui et commune, à tous les exercices : que la vigueur physique croit en raison directe de cet accroissement musculaire.

Le vélocipède a de commun avec la danse qu'il agit beaucoup sur le développement des muscles de la partie inférieure du tronc, ceux des cuisses et des jambes.

IV.

Pour *enfourcher* un vélocipède il y a plusieurs manières de procéder; pour l'hygiène, je préfère le *départ en voltige*...

Dans le départ en voltige, lorsque vous avez saisi votre bicycle des deux mains par le gouvernail, que vous lui avez donné une impulsion rapide et directe, vous courez sept à huit pas auprès de lui en le maintenant en équilibre ; d'un bond en appuyant sur les manettes vous vous enlevez comme si vous vouliez franchir une barrière et vous retombez en selle.

Cet exercice qui demande de la vivacité, de l'aplomb et de l'adresse, nécessite le développement de contractions musculaires énergiques, c'est le *saut* combiné à la *course*, articulations, muscles, système nerveux, tout y est mis en jeu... Le saut, dans ce cas, est un saut avec élan ; saut compliqué, dans lequel les membres supérieurs prennent un point d'appui sur le gouvernail, pour maintenir le véloce en équilibre, servir à s'élever plus haut, franchir l'obstacle et retomber en selle; la vitesse acquise par le corps au moment où il se détache du sol, s'ajoute à l'impulsion du saut lui-même et facilite encore l'action d'enfourcher, pendant que les muscles des membres supérieurs sont contractés pour maintenir l'équilibre du vélocipède qui continue sa marche en vertu de la première impulsion reçue et de la secousse que l'on vient encore de lui communiquer.

Les membres inférieurs ne restent pas inactifs, ils sont violemment portés en avant, agissent à la manière de balanciers, en contribuant pour leur part à l'équilibre, et reviennent chercher les pédales au passage pour en suivre le mouvement et les diriger.

Cet exercice ne pouvant avoir lieu sans le développement de contractions musculaires énergiques, mettant en jeu un nombre de muscles considérables; muscles extenseurs et fléchisseurs des membres, des lombes, du dos, de l'abdomen, du thorax, facilite beaucoup le développement du système musculaire général. Je ne saurais donc trop conseiller le départ en voltige, mais je le proscris aux dames et aux personnes atteintes d'affections organiques du cœur ou du poumon, chez lesquels il pourrait déterminer de sérieux accidents.

V.

La progression en vélocipède, quoique demandant, en apparence, une plus grande somme d'action et d'énergie musculaire, est donc moins fatiguante — si on considère surtout la distance parcourue pendant un temps donné — que la marche, que la course; c'est un excellent exercice dans lequel par les mouvements variés que décrivent les divers segments du corps, chaque muscle trouve sa tâche, chaque organe satisfait un besoin.

L'exercice du vélocipède, pour être utile à la santé, ne doit pas se prolonger trop longtemps... Le travail de l'homme, ainsi d'ailleurs que la contraction musculaire, est nécessairement intermittent. Il ne peut travailler qu'à la condition de se reposer! Lorsque l'homme travaille d'une manière continue, il ne doit exercer, à chaque instant, qu'une portion de la force maximum dont il est capable. L'expérience seule peut déterminer la grandeur de la force que l'homme doit déployer, et la vitesse avec laquelle doit être mu le point où cette force est appliquée pour produire le plus de travail possible... C'est assez dire que la vitesse que l'on peut acquérir et la distance que l'on peut parcourir en véloce, sans produire de la fatigue, dépendent de la force physique de chaque individu, des dispositions plus ou moins favorables de l'instrument dont on se sert, varient suivant l'état d'entretien de la route parcourue, et suivant les accidents de terrain. Au point de vue de l'hygiène, il est une moyenne que l'homme ne doit rarement dépasser, car dans le mouvement qu'inspire le véloceman aux pédales d'un bicycle, il faut distinguer deux éléments : la *rapidité* et la *force*. M. J. Legrand a publié, sur ce sujet, une étude sérieuse, je lui laisse la parole (1) :

« Débarrassons-nous auparavant, dit-il, d'un préjugé que dans ces derniers temps on a voulu faire revivre

(1) *Le Vélocipède illustré* nº 15, 1869.

On s'est effarouché de la vitesse excessive, qui a paru incompatible avec les facultés de l'homme. C'est une absurdité dont nous ferons promptement justice. Il suffit de rappeler ce qui se passa à la Chambre des députés, quand les chemins de fer—alors aussi nouveaux que les vélocipèdes le sont aujourd'hui — cherchaient à prendre leur place au soleil. Il ne manquaient pas de gens pour les traiter d'utopies et de chimères. Non-seulement on prétendait qu'ils patineraient sur place, mais on affirmait qu'une vitesse de cinquante à soixante kilomètres serait fatale aux voyageurs, et qu'ils perdraient la respiration et le sens, si bien renfermés qu'ils fussent.

Cependant, les chauffeurs et les mécaniciens des machines Crampton, pour parler des gens les plus exposés, font aujourd'hui plus de cent kilomètres à l'heure, et supportent sans accident la trépidation des locomotives et les effets du vent et de la poussière, dont les garantit une simple cloison vitrée

Concluons-en que la vitesse est par elle-même inoffensive, qu'elle ne saurait donner le vertige ni ôter le sang-froid aux gens exercés, et qu'elle n'a de limites raisonnables que dans la faculté de se produire, sans abuser des forces humaines.

Dans les mouvements du véloceman, la rapidité a joué jusqu'à présent le principal rôle. Mais, comme nous l'avons fait observer, les vitesses de courses de trente kilomètres, obtenues sur les bicycles ordinaires par les premiers sujets, sont anormales. Pour une roue motrice d'un mètre, elles nécessitent trois tours de pédale par seconde, près de dix mille tours de pédale à l'heure, ce qui équivaut à un piétinement frénétique impossible à prolonger.

Une simple proportion montre qu'une vitesse moindre d'un tiers, soit vingt kilomètres à l'heure, demandera deux évolutions de pédale par seconde, ce qui est encore une allure exceptionnelle qu'on ne saurait maintenir longtemps.

En consultant l'expérience des coureurs émérites, des vélocemen sérieux, ainsi que la question d'hygiène, on arrive à cette conclusion : c'est que le vélocipédiste qui voudra tenir son allure pendant quelques heures sans s'éreinter, qui fera de son déplacement une affaire de plaisir plutôt qu'un travail de fatigue, qui tiendra, enfin, à ménager ses forces pour pouvoir recommencer

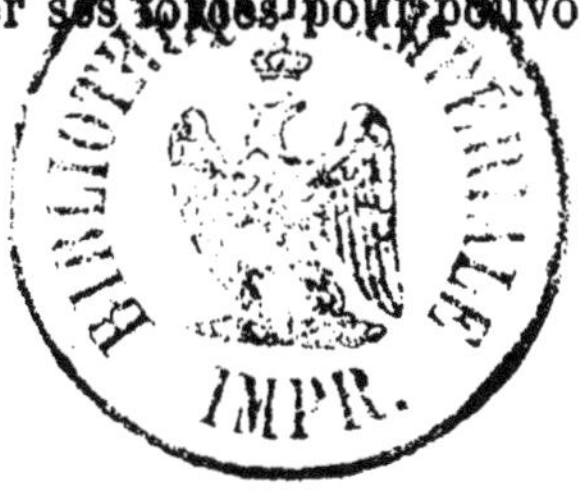

le lendemain, ne peut donner en moyenne que soixante tours de pédale à la minute, soit un par seconde environ.

Nous ne pensons pas que personne s'inscrive en faux contre cette évaluatian.

Or, nous n'arrivons ainsi qu'à notre minimum de vitesse, soit pour les bicycles à roue motrice d'un mètre, dix kilomètres par heure environ, — et nous répéterons volontiers avec un de nos collaborateurs : — Valait-il la peine d'inventer le vélocipède pour cela ?

Rassurons-nous, car nous n'avons vu jusqu'à présent qu'une face de la question, celle qui concerne la rapidité du mouvement humain, ramené à une allure raisonnable.

Il faut nous occuper maintenant de la force appliquée au bicycle, et l'étudier dans un sens analogue.

Nous arriverons, sur ce point, à des résultats inverses. Le bicycle se prête à des mouvements d'une rapidité presque surhumaine, précisément parce qu'il n'emploie qu'une partie — *la moitié environ* — de la force moyenne dont un homme peut disposer. Cela s'enchaîne logiquement, car c'est à cause du peu de force à émettre que les velocemen peuvent arriver à cette frénésie de mouvements que nous avons signalée.

Nous avons établi ailleurs qu'une force très-minime devait être dépensée dans la manœuvre du bicycle. — Nous ajouterons qu'elle peut se doubler sans dépasser le chiffre de force normale qu'un homme peut régulièrement fournir. »

D'un livre de M. Berruyer (1), qui a écrit sur l'art du véloce, j'emprunte un passage que j'ai cru bon de reproduire ici, il contient des conseils qui ne sont pas à dédaigner, et il donne la possibilité de parcourir chaque jour cent kilomètres sans fatigue :

« Dès que nous sommes en route pour longtemps, nous devons nous ménager constamment. *La première fatigue*, la seule qu'on doive ressentir, ainsi que les

---

(1) M. Berruyer, *Manuel du Veloceman.*

transpirations chaudes, ne *se produisent qu'au sixième kilomètre*. Il est donc nécessaire de se réserver au moins jusqu'au douzième kilomètre. Là, si la transpiration ne s'est pas améliorée, un léger repos est nécessaire. Mais si la chemise commence à sécher, si nous sentons tous nos membres en bon état de douce souplesse et d'énergie, nous pouvons continuer jusqu'au cinquantième kilomètre. Après, à moins de circonstances extraordinaires, nous devons prendre du repos et nous substanter.

Du douzième kilomètre au cinquantième environ, nous n'avons eu qu'à vivre mollement à véloce, en variant instinctivement nos allures, en changeant de main et de pied, en nous portant tantôt en avant, tantôt en arrière de la selle, en courbant le corps sur les manettes aux montées, en le renversant en arrière aux descentes, en reposant les pieds quand la vitesse acquise parait suffisante, en examinant le paysage, en admirant les beautés de la nature, et en nous préoccupant de nos intérêts les plus chers. La rêverie raccourcit les distances et le demi-sommeil fait disparaître toutes les fatigues.

Si nous rencontrons des montées courtes, nous pouvons les enlever à véloce dans les limites du possible. Si les montées ont plus de 0,06 par mètre, ou si elles exigent plus de dix minutes de marche, il est essentiel de mettre pied à terre. La marche à pied repose de celle du véloce et celle du véloce de la marche à pied. Dès que l'on sent la moindre fatigue, on doit user de cette ressource.

Pendant notre repos, dans la grande station, nous demandons encore à marcher à pied. Le fort véloceman ne sent jamais ses jambes fatiguées. Ordinairement tous les vélocemen sentent leurs jambes reposées dix minutes après être descendus de véloce.

La grande station doit durer au moins deux heures, le temps du repas compris.

Après, nous nous remettons en route, avec les mêmes précautions que celles indiquées pour le premier trajet. Nous varions le plus possible nos allures, nous louvoyons un peu dans les montées ou nous mettons pied à terre. Nous faisons louvoyer la grande roue dans les grandes inclinaisons de la voie, par des oscillations, sans déranger la petite roue ni nos pieds de la ligne de marche.

Lorsque nous aurons parcouru ainsi vingt-cinq kilomètres, nous pouvons faire une halte d'environ dix minutes, pour parcourir ensuite les vingt-cinq autres kilomètres, qui sont encore dans nos moyens, avant d'arriver au repos ou à une nouvelle grande station avec repas confortable.

Si nous repartons, nous pouvons encore parcourir, de la même manière, cinquante autres kilomètres, pour achever la marche de la journée, davantage serait trop. Dans le cas où l'on devrait se mettre en route pendant plusieurs jours, il conviendrait de borner ce parcours à cent kilomètres par journée.

Il est bien entendu que ces conditions de marche sont marquées pour un fort veloceman, en bonne santé, par des temps convenables, sur les grandes routes. Quand nous aurons des *véloces-voies*, les distances à parcourir seront doublées.

Il appartient à chacun de nous de se ménager en raison de ses forces et de son tempérament. L'excès en tout est nuisible. »

M. Berruyer pense donc qu'un véloceman bien constitué et bien portant peut parcourir chaque jour cent kilomètres.

Nous le croyons aussi, car plus on véloce plus on se sent à l'aise et plus on veut vélocer. Il y a des piétons, dit-on, qui parcourent la distance de Paris à Rouen, soit 136 kilomètres en un jour.? Peut-être, je ne le nie pas, mais la Crète, la Messenie, nous fournissent peu de ces coureurs.

Polymestor, ce jeune chevrier de Milet, qui attrappait un lièvre à la course, est mort, et avons-nous donc aujourd'hui, même dans les départements du midi, beaucoup d'hommes qui se chargeraient de faire, chaque jour, vingt-cinq lieues pour le plaisir seul de se promener ?...

Pour effectuer une pareille course en véloce, il est de toute urgence de ne pas mettre un pantalon de drap, à moins que la partie qui touche au siége soit garnie de toile, sans cela, le frottement du drap sur la peau détermine vivement de la rougeur, *des petits clous*.

Il est urgent également de porter de la flanelle sur la peau, nul autre ne peut la remplacer, elle excite la peau, conserve la chaleur et absorbe la sueur...

Un kilomètre ou deux avant d'arriver au terme de sa course, il faut ralentir son allure, afin de ne pas s'arrêter le corps couvert de sueur, et éviter tout refroidissement en ayant soin de se couvrir lorsqu'on descend de véloce.

Ces prescriptions hygiéniques sont, du reste, communes à tous les exercices.

VI.

Le vélocipède ne développe pas seulement les membres supérieurs et inférieurs, il a encore une influence marquée sur le développement de l'appareil de la respiration et de la circulation... La respiration devient plus active, parce que le sang refoulé vers le centre par les contractions musculaires afflue plus abondant aux poumons et au cœur.

La quantité d'oxygène, mise au service du sang veineux, devient donc plus considérable... Si un homme à jeun et au repos consomme par heure vingt-quatre litres d'oxygène — a dit Lavoisier — le même homme à jeun accomplissant ce travail nécessaire pour élever en 15 minutes un poids de 7 kil. 1/2 à la hauteur d'environ 200 mètres, consomme par heure 63 litres 1/2 d'oxygène, c'est-à-dire deux fois et demie autant.

Si le même homme au repos, pendant la digestion, consomme 37 litres 683 d'oxygène, il en absorbera 91 litres 248 en accomplissant le travail nécessaire pour élever en 15 minutes un poids de 7 kil. 1/2 à une hauteur de 211 mètres pendant sa digestion (1).

Il ne faut pas, a-t-il ajouté, que le travail musculaire soit excessif, car il en résulte alors un état de malaise qui, au contraire, ralentit le travail chimique de la respiration...

A quel exercice peut-on mieux appliquer ce problème de l'illustre chimiste qu'au vélocipède?

Demandez au véloceman qui arrive haletant mais vainqueur, après avoir franchi ses 2,000 mètres en quatre minutes, s'il n'a pas acquis la preuve de ce théorème?

La progression en vélocipède, *sans vitesse exagérée*, accélère donc la respiration, et est utile à la santé, puisqu'elle concoure à une plus grande absorption d'oxygène, cet élément qui donne aux matériaux impropres à la vie les propriétés nécessaires à l'entretien de notre être. Il est aisé de constater sur soi que cet exercice accélère les mouvements du cœur et active conséquemment la circulation artérielle et veineuse.

La calorification augmente d'une manière très-sensible, et la transpiration cutanée, redoublant d'énergie devient une douce sueur... On pourrait donc dire de lui ce que disait un hygiéniste à propos de la marche : « Que le *vélocipède* remplace les soins de propreté de la peau pour les habitants des campagnes. »

L'exercice du véloce est intimement lié à l'exer-

(1) Mémoire de l'Académie des Sciences, 1789.

cice des organes de la respiration et de la circulation ; il est en rapport de durée avec le développement de ces organes, et en conséquence avec le volume d'oxygène et de sang dont ils peuvent opérer la combinaison dans leur parenchyme, à chaque mouvement respiratoire. Nous prenons pour exemple deux vélocemen : le premier a les membres abdominaux exercés, le deuxième ne l'est pas, mais possède, contrairement au premier, une poitrine large et de vastes poumons... Le premier peut parcourir plus vite que le second un espace de peu d'étendue; mais si la course continue, *si c'est une course de fonds*, il sera bientôt gagné de vitesse par le second.

Le coureur, après avoir franchi un certain espace, est abattu par la difficulté de respirer, bien avant que la répétition des contractions ait déterminé la fatigue des membres abdominaux. La course en vélocipède demande donc un exercice spécial lorsqu'on veut y exceller ; il faut procéder à cet exercice d'une manière progressive, si dès le début, le coureur court trop vite et trop longtemps, il pourra survenir des maux de tête violents, et des altérations organiques du cœur et des gros vaisseaux.

On doit bien se garder de courir après les repas.

L'entraînement chez les vélocemen, à moins qu'ils soient obèses, doit tendre à développer le système musculaire par des exercices non pas violents mais répétés, gradués, bien compris, il doit être tout l'opposé de l'entraînement que l'on fait subir aux jockeys.

Pauvres horsemen ! je n'ai jamais compris que pour le plaisir d'un instant ou l'appât d'un gain aléatoire vous risquiez avec l'entraînement méthodique, scientifique même, d'altérer votre santé ou de remuer le germe de quelques affections qui ne demandent qu'à surgir au premier choc !

« . . . .
« Ne nous laissons pas *entraîner*,
« On perd plus qu'on n'y veut gagner.
« . . . . »

On a accusé le vélocipède de produire des *varices* aux jambes — c'est inéxact — il active, au contraire, la circulation veineuse ; la progression du sang s'opère sous l'action combinée des contractions musculaires et du jeu des valvules.

La connaissance des *circulations locales* nous révèle un mode d'action de la contraction musculaire sur la stabilité de l'état physiologique. Lorsque, par une cause quelconque, les parois des vaisseaux capillaires se contractent assez énergiquement pour isoler de la circulation générale une certaine quantité de sang et l'accumuler dans un organe ou daus un tissu, si l'on fait contracter un certain nombre de muscles déterminés, on crée dans les veines efférentes de la région un vide suffisant pour attirer le fluide en stagnation avec une puissance irrésistible.

Le mouvement est donc un adversaire luttaut incessamment contre la tendance aux congestions et aux œdèmes nés de l'action de la pesanteur ou de toute autre cause.

C'est donc, au contraire, lorsque les muscles sont condamnés au repos comme dans la plupart des professions sédentaires ou chez les individus obligés à une station prolongée que les varices surviennent et non chez les véloceman.

VII.

Sur l'appareil de l'*absorption* et de la *nutrition* l'influence de l'exercice du vélocipède est énergique et évidente... Quand quelque temps après un repas la masse alimentaire commence à se dissoudre, à être diluée, un exercice modéré favorise l'activité des organes digestifs, les glandes gastriques, intestinales, le foie, le pancréas reçoivent des quantités de sang plus considérables, le jeu des muscles volontaires provoque la contractibilité de ceux qui entourent les cavités splanchniques, certains mouvements accomplis par les psoas-iliaque, les muscles larges et droits antérieurs de l'abdomen agissent directement sur la masse gastro-intestinale, lui inspirent des pressions successives, dont l'effet immédiat, s'ajoute à la contraction propre des viscères, à leurs mouvements pérystaltiques, favorise singulièrement le mélange et la progression des aliments... L'absorption intestinale est donc puissamment aidée par les mouvements imprimés à certains muscles déterminés par le vélocipède, et cette dernière phase de la digestion est d'autant plus importante que : « Manger, n'importe, si l'on ne digère. »

Hors le temps de la digestion, le véloce excite l'appétit.

VIII.

Nous devons maintenant étudier le rôle du bicycle sur le système de l'*innervation* du véloceman, autrement dit, l'influence qu'il possède sur les fonctions du *système nerveux*.

Le système nerveux composé de masses centrales, le *cerveau*, la *moëlle épinière*, et de prolongements périphériques répandus dans les diverses parties de l'organisme, les *nerfs*, est le siége de la sensibilité, des perceptions sensoriales, des facultés intellectuelles et affectives et est l'agent incitateur des mouvements volontaires et involontaires.

Si, comme l'avait prétendu M. E. Paz, le vélocipède devait donner lieu « à un état de perturbation, à un ébranlement des centres nerveux lorsqu'il est employé sur le pavé ou sur toute autre route rude, » les fonctions dont est investi le système nerveux sont d'une trop grande importance pour laisser continuer plus longtemps l'usage de cet instrument, il faudrait immédiatement le proscrire...

Heureusement cette opinion que M. Eugène Paz a émis avec une sincérité et une impartialité dont nous devons lui savoir gré, ne peut être prise en considération que comme une rare exception, et M. Desmartis, de Bordeaux, a déjà répondu en ces termes à M. Paz (1) :

Je pose ceci en principe : L'exercice du cheval et du vélocipède sont hygiéniques ; — et j'ajoute :

L'exercice du vélocipède est préférable à celui de l'équitation.

Or, vous n'avez qu'à consulter les horsemen qui font de la vélocipédie ou les vélocemen qui montent à cheval : Demandez-leur quelle est l'allure la plus fatiguante, ou du trot du cheval qui fait tressauter les entrailles et entame les reins, ou du vélocipède qui sautille en courant sur les pavés ? La réponse n'est pas douteuse.

Ajoutez que le pavé peut s'éviter et n'existe qu'à l'état

(1) *Le Vélocipède illustré*, 1869.

d'exception; les neuf dixièmes des grands chemins sont macadamisés.

Pour le trot, il est obligé.

Remarquez en outre que la fatigue du cavalier est tout à fait passive; il subit des chocs et des soubresauts qui ont une portée d'autant plus vive qu'ils sont inattendus; le véloceman, au contraire, agit sans relâche, et cette activité le rend plus apte à mépriser les secousses qui l'atteignent.

M. Eugène Paz nous paraît n'avoir pas assez tenu compte des effets de l'habitude. Le cavalier le plus habile, s'il quitte le cheval pendant quelques mois, éprouve une fatigue exceptionnelle le jour où il le reprend. Les commencements sont rudes pour les débutants. Mais après quelques jours d'exercice, on arrive à supporter des fatigues exceptionnelles sans s'en apercevoir.

Il en est de même pour le vélocipédiste. Celui qui voudrait lutter avec des coureurs exercés et remplir de longues carrières, dès ses premiers essais, verrait ses forces impuissantes et pourrait en effet éprouver des accidents. Mais il suffit de courses régulières pour rendre un véloceman capable, en quelques jours, de tenir une place honorable dans les concours de vélocipèdes.

Que sont, en effet, ces tressaillements d'un véloce à côté de ces chocs, de ces rudes balancements que les paysans ont à supporter dans leurs voitures non suspendues?

Le véloceman n'est-il pas assis sur un ressort qui, s'il ne l'annule, amortit au moins de beaucoup les chocs que pourrait occasionner la roue de devant progressant sur une route caillouteuse.

Puis, nos ingénieurs vélocipédistes sont-ils donc si à bout de ressources qu'ils ne puissent trouver un moyen de suspension capable d'annihiler la transmission de cette trépidation de l'avant du véloce au cavalier lui-même?

N'avons-nous pas déjà le *coussinet à ressort*, de M. Benon, les *roues à ressorts circulaires*, *les jantes caoutchoutées*.

L'exercice exagéré ou trop longtemps continué pourrait seul amener l'épuisement du système nerveux cérébral et rachidien.

J'ai vu quelques coureurs dans un concours de vélocipèdes, et par conséquent après une *course de vitesse exagérée* de quatre kilomètres, se plaindre de maux de têtes violents qui disparaissaient au bout de quelques heures.

Il en est de même de ce tremblement des membres supérieurs qu'éprouvent les débutants après un parcours même insignifiant, tremblement dû à la force exagérée qu'ils déploient sur les manettes du gouvernail pour tenir plus facilement l'équilibre.

La nature nous avertit du besoin que nous avons de prendre du repos en nous faisant éprouver le sentiment de lassitude, nous devons y donner attention, car si cette sensation pénible est bravée, il en résulte toujours un manque d'harmonie entre nos organes qui se révèle par des phénomènes pathologiques quelconques.

Je suis aussi de l'avis de M. Démartis et trouve la *vélocipédie* plus salutaire que l'*équitation*... L'homme, dans l'équitation, s'identifie en quelque sorte, pour les mouvements, avec l'animal qu'il conduit. Si cet exercice est exclusif, les mouvements généraux deviennent insuffisants, et il n'est pas rare de voir d'anciens et de très-bons cavaliers devenir obèses, où, quand ils sont à terre, marcher irrégulièrement. Avec le vélocipède, point de ces inconvénients. Le véloceman met presque tous ses muscles en action, il augmente leur force, leur souplesse, il devient plus apte à la marche en donnant plus de jeu à ses articulations.

Le mouvement de ses jambes étant semblable à celui d'un piéton, là où le piéton fait trois pas, il fait un tour de roue avec son bicycle à roues d'un mètre — vitesse triple environ, et voilà tout. — Le véloceman acquiert de la vigueur physique, il n'a pas crainte de voir s'accumuler chez lui ces paquets graisseux qui font de certains cavaliers une masse inerte, informe, véritable *mine à chandelles*, qui les a fait comparer — pour la forme — à un *pot à tabac.*

En effet, d'après Chevreuil, la graisse humaine se compose de : carbone, 79 ; hydrogène, 11,416 ; oxygène, 9,584. La génération de cette substance ne peut être due qu'à l'introduction des aliments. Si l'on connait la composition chimique de ces derniers, on peut aisément distinguer la matière qui contribue à cette formation graisseuse. Mais, d'une autre part, l'oxygène de l'air que nous absorbons s'unissant à une forte proportion de carbone pour être chassé des poumons sous forme d'acide carbonique, il se trouve que l'air inspiré à une grande influence sur l'état graisseux ; plus il renferme d'oxygène, plus il y a de carbone éliminé par l'expiration, et moins il reste de cet élément capital de la graisse. Les moines et les religieuses dans leurs cloîtres, en dépit d'une nourriture frugale, deviennent gros et gras, parce que l'air inspiré contient peu d'oxygène, que le carbone est faiblement entraîné et que son excès est employé à former la graisse.

Ainsi s'explique pourquoi les animaux sauvages, vivant dans une agitation continuelle, ne sont pas gras. Plus les mouvements sont actifs, plus souvent se renouvelle l'acte respiratoire, plus il y a d'oxygène d'introduit pour consommer le carbone.

Je n'hésite donc pas à conseiller l'usage du vélocipède, mais un vélocipède avec un ressort confectionné *ad hoc*, dans la *cure de l'obésité*, ce sera avec la chasse deux puissants auxiliaires du traitement... Les jockeys ne perdent-ils pas à volonté quinze à vingt livres de leurs poids en une semaine ?...

Gens obèses, au lieu de vous mettre jockeys, — ce qui est un métier de cheval, — devenez vélocemen acharnés, et vous aiderez ainsi à votre *traitement de réduction !*

IX.

La plupart des villes de France possédant des gymnases à l'usage des *deux sexes*, on se demande si le vélocipède doit être défendu aux femmes ?.. Je réponds non, en principe; mais j'admets des restrictions..... Une femme en vélocipède ! c'est innouï, c'est immoral ! s'écrient les moralistes, plus chatouilleux que nos *premiers parents*, dont les notions d'hygiène leur avaient déjà enseigné qu'il vaut mieux laisser constamment le corps dans un *bain* d'air et de lumière, que le couvrir de ces tissus à couleurs voyantes dont adorent se parer les élégantes du XIXe siècle.

Il y a-t-il plus d'immoralité à voir une femme sur la lame d'un véloce que sur le dos d'un âne ou d'un cheval ? Il est vrai que l'un exige un costume court... l'autre un long... Qu'importe ? Tout est dans l'habitude, que quelques femmes du monde prennent l'initiative, le préjugé sera vaincu, la timidité disparaîtra et les dames n'accuseront plus l'homme d'avoir usé d'égoïsme en inventant le *Cheval d'acier !*

Si nous comparons l'art de vélocer à la danse, lui trouvons-nous les inconvénients non-conciliables avec l'hygiène de cette dernière ? N'est-il donc pas pour les jeunes filles, pour les dames, plus hygiénique, que cet exercice « à l'occasion duquel, dit M. de Fajole, les habitudes du monde exigent de la femme un redoublement d'imprudences. Les épaules, habituellement nues, se couvrent de sueur et présentent une porte ouverte et sans défense à l'invasion de toutes les affections pulmonaires et catarrhales. La taille est plus étroitement serrée dans sa prison de gaze, de satin et de fleurs, et la respiration, que les poumons exécutent avec peine, ne fournit au sang agité qu'un air vicié par la flamme des lustres et les émanations animales. L'exaltation des sens, enivrés par le spectacle et la musique, vient enfin porter un trouble dangereux dans les fonctions nerveuses, si facilement excitables, et l'épuisement est le lendemain ordinaire de ces soirées, ou plutôt de ces nuits sans sommeil et sans repos. »

Je ne vois donc pas pourquoi dans un laps de temps assez court, le vélocipède comme instrument de gymnastique et de locomotion, n'entrerait, mieux que la danse, comme élément sérieux, dans le programme de l'éducation des jeunes filles.

Il aura des avantages marqués chez les jeunes filles pâles anémiques à tendances scrofuleuses, et dont la menstruation s'établit difficilement.

Si en continuant à le comparer à la danse, nous envisageons cet exercice au point de vue moral, nous direz-vous — moralistes amateurs du progrès *à reculons* — lequel des deux l'emporte en immoralité ?

Un véloce — si léger qu'il soit — engagera-t-il jamais nos mères, nos femmes, nos sœurs, nos filles, à porter ces *soupçons* de robes transparentes gazeuzes, dont la mode et le *couturier* rivalisent de finesse et de ruse pour les modeler de telle façon que l'homme — normalement de taille plus élevé que la femme — puisse aisément, aux lueurs étincelantes de mille bougies, glisser ses regards aussi profondément que sa vue le lui permettra, sur ce que chaque dame a voulu feindre de dissimuler ?

La jeune fille a-t-elle, en véloce, la facilité de ces rapprochements — souvent prémédités — où main dans main, poitrine contre poitrine, visage contre visage, œil dans œil, la tête inclinée en arrière sur l'épaule du cavalier, comme pour augmenter les points de contact, on peut, en entremêlant le souffle brûlant de soupirs entrecoupés, préparer une *fugue* qui, un jour ou l'autre, laissera en défaut la surveillance de la mère la plus active, étourdie elle-même, qu'elle aura été, par le bon ton et les amabilités réitérées d'un intrépide valseur ?

En véloce, pas de soupirs, plus de conversations d'abord banales, attrayantes ensuite, dangereuses plus tard, plus de ces serrements de main et de taille, il lui faut de l'espace, — au vélocipède — le jour, le grand air, et c'est bien à lui que l'on peut appliquer ce qu'à dit un hygiéniste à propos de l'équitation : « L'attention que nécessite sa direction détourne les jeunes esprits des pensées vagues et dangereuses auquelles leur âge et leur sexe les prédisposent fatalement. Si l'imagination de la jeune fille l'entraîne dans les espaces ouverts à la rêverie, l'allure plus brusque ou plus indépendante de sa *monture* la rappelle brusquement à la réalité.

De plus, il faut souvent lutter, il faut éviter un danger, corriger un écart, dont la répression ne peut être que personnelle, et ces habitudes d'indépendance d'action et d'assurance individuelle sont, la plupart du temps, fort utiles à développer dans des caractères timides, toujours portés à recourir à la protection étrangère qui leur fera quelque jour défaut. »

Si ce que j'ai dit dans ce chapitre, je l'ai appliqué au bicycle, je dois engager les dames âgées ou timorées qui redouteraient les embarras d'une éducation équestre à utiliser le vélocipède à trois roues; son exercice, quoique demandant moins de souplesse, moins d'action musculaire, en est néanmoins agréable, le siége est plus commode, et le tricycle, habilement conduit, peut faire concurrence de vitesse avec un cheval au trot...

Ces quelques conseils, j'ose l'espérer, convainqueront que l'art de vélocer peut, aussi bien que l'équitation et à moins de frais, produire des effets salutaires chez les jeunes filles, ils engageront les dames qui montent déjà un vélocipède dans un appartement ou dans une cour close n'osant, par une fausse honte, se montrer en public, à apparaître bientôt sur les larges voies de nos cités industrielles, prouvant que la femme ne peut rester sous le joug des préjugés, qu'elle veut profiter de l'égalité que lui a conféré la *nature* en la mettant, sinon, par la force, au moins par la beauté et la délicatesse de son organisation, sur le même rang que l'homme, dont elle est la compagne et non la subalterne.....

Quelle main, en rompant ta chaîne universelle (1),
Tuera l'hydre du préjugé ?
N'a-t-elle plus de voix, l'inflexible justice,
Pour dire à l'univers, sublime inspiratrice,
Que ton droit doit être vengé.

X.

Il est incontestable que le vélocipède influe sur les relations sociales et les relations de famille...

Lorsque l'homme veut soutenir une course de longue haleine, il ne peut sans éprouver un étouffement, des palpitations ou un point de côté qui l'arrêtent forcément, parcourir en une heure une distance de plus de dix kilomètres. C'est la course gymnastique, la course de *résistance, celle des pompiers qui vont à l'incendie*...

Cette course ne peut être soutenue que peu de temps, à moins d'être un Philomède, ce grand coureur d'Alexandre-le-Grand, qui parcourait habituellement — dit l'histoire — en neuf heures, la route de Sicyone à Elis, soit 240 kilomètres.

Avec le vélocipède, tout change, *sans fatigue*, nous avons vu que l'on pouvait franchir une distance beaucoup plus grande, cent kilomètres tous les jours, l'usage du vélocipède étant moins fatiguant et plus hygiénique que l'on en fait une habitude et non une distraction exceptionnelle.

Le véloce rapproche donc les distances.....

Entre deux points donnés, quoi qu'en dise Archimède,
Le chemin le plus court..... est le vélocipède.

Le chemin de fer, il est vrai, abrége aussi les

(1) Bader, *Droit des Femmes*.

distances, mais il a ses exigences, ses heures fixes, ses points d'arrêt...

Le cheval « ce fier et fougueux animal » tant chanté par le comte Leclerc de Buffon, a aussi ses besoins... ses défauts... il faut qu'il mange, qu'il se repose, il rue, il mort, il est ombrageux...

Le véloce... rien de tout cela... d'un entretien peu coûteux, il est facile à loger, il est toujours prêt à partir, vous l'enjambez, il obéit...

« Il ne faut plus d'éperon, presque plus de « bride...; par un petit mouvement, qui n'est que « l'indication de la volonté de l'écuyer, on l'avertit « plutôt qu'on ne le force. Le paisible animal ne « fait plus pour ainsi dire qu'écouter : son action « est tellement unie à celle de celui qui le mène, « qu'il ne s'ensuit plus qu'une seule et même « action (1). »

A la ville comme à la campagne, sans frais, sans ennui, il peut renouveler plus souvent les entrevues de famille.

Chaque dimanche, après une semaine de labeur, l'artisan pourra aller voir sa vieille mère, sa femme, ses enfants, dont la santé exige le séjour à la campagne, et le lundi il reprendra ses travaux habituels sans avoir éprouvé la fatigue d'une longue course...

Combien d'ouvriers à cause de la cherté des loyers en ville sont obligés, pour arriver à nourrir une nombreuse famille, d'habiter la campagne, font, chaque matin, plus de huit kilomètres pour aller à l'atelier de la ville, et reviennent le soir au point de départ après dix et douze heures de travail opiniâtre. .

(1) Ne dirait-on pas que cette phrase de Bossuet (*Méditations sur l'Ev.*) a été écrite pour le vélocipède ?

D'autres, pour éviter la fatigue inhérente à une aussi longue course, logent en garni à l'auberge, retournent le samedi soir, après sept jours d'absence, au foyer conjugal..... et outre les soins de la femme qui ont manqué au mari pendant toute une semaine, que de fois n'avons-nous pas vu le mari, livré à lui-même, oublier femmes et enfants, passer ses soirées au cabaret, dans la débauche, et sa paie être insuffisante pour régler les dettes de café contractées pendant la quinzaine précédente...

Avec le véloce, plus d'absence, plus de séparation, une demie-heure suffira pour aller le matin au travail et regagner le soir le domicile...

Avais-je tort de dire, en commençant, que le vélocipède contribue à l'amélioration, à la moralisation des masses !

Lorsque l'on a essayé de monter un vélocipède le goût s'en développe de plus en plus, et une attraction irrésistible vous attire sans cesse vers votre instrument... de cet attrait l'on doit tirer profit : pour les jeunes gens, il les détourne d'autres passions et les empêche de se livrer prématurément aux plaisirs de l'amour.

En effet, un jeune homme a-t-il quitté le collége, dégagé de la surveillance des parents et des maîtres, il songe à se créer des distractions, il lui faut, avant d'entreprendre les débuts difficiles d'une carrière, songer à réparer les dix années de *prison collégienne* qu'il a dû subir : la tabagie, l'estaminet, cet antre à banquettes de velours, à plafonds dorés avec sa « Vénus, teneuse de livres, l'amour au comptoir ! » lui ouvre ses portes... il faut faire comme tout le monde, suivre le courant, *tuer* le temps, l'ami y va, il y court...

Lorsque bien des esprits, encore hostiles, se seront ralliés à la vélocipédie, l'ami n'entraînera plus le néophyte au cabaret, tous les deux, ils trouveront dans l'exercice du véloce un moyen de déverser les forces exhubérantes de leur âge, ne vaut-il pas mieux se *griser* de véloce que de tabac, de vin et d'amour?

Leur santé aura tout à y gagner, ils ne passeront plus une belle partie de leur vie dans un atmosphère sale et infecte, ils parcoureront les villes et les hameaux respirant un air pur, vivifiant, et au lieu d'être étiques, frêles, pâles, anémiques, — type *petits crévés*, — ils feront de forts gaillards, solidement musclés, des hommes, enfin, dignes de la nation française!

Le vélocipède doit aussi diminuer les dépenses du *budget conjugal* dans toutes les classes de la société :

Vous êtes chasseur, n'est-ce pas?

Vous avez raison, c'est un bon exercice, mais vous avez une femme, et, chaque dimanche, elle doit *grincher* en pensant que cet exercice coûte des frais de transport qui, capitalisés avec le prix de votre action, augmenteraient, au bout de l'année, de quelques louis le fruit de vos économies.

Confiné toute la semaine dans votre bureau, dégagé des affaires, rien ne vous arrête, le samedi soir, malgré ses murmures, vous ordonnez à *Jacquot* de porter au train le plus prochain, votre *bataclan*, tout de neuf astiqué...

Quoi de plus simple serait d'appliquer à cette distraction l'usage d'un bon vélocipède?

Vous avez quinze à vingt kilomètres à parcourir pour vous rendre en chasse, partez le dimanche, dès l'aurore, et vous arriverez les jambes parfaitement disposes à l'heure même où la loi vous autorise à essayer de rentrer dans vos frais.

Plus de nuits passées loin de sa femme, plus de mauvaise humeur au moment du départ, plus de frais de voyage à insérer au budget, voilà ce dont la chasse et les dames seront redevables au véloce !

Si nous quittons encore les classes aisées pour pénétrer chez l'ouvrier, chez l'artisan, — êtres moins favorisés de dame fortune, qui calculent dans les plus petits détails le rapport exact de leur dépenses et du produit de leur travail, — nous trouvons encore dans son emploi, un allégement à leurs dépenses; la crainte d'un déplacement, qui, souvent réitéré, devient dispendieux, disparaîtra...

Je termine ici cette étude sur l'hygiène du vélocipède, j'ai démontré son influence salutaire sur la santé, sur la société, — malgré son état presque encore embryonnaire — et je ne puis qu'en tirer un bon augure pour l'avenir.

En effet, quand l'homme, par son génie, a créé à son service, un instrument facile à manœuvrer, sans le secours d'aucune autre force que la sienne, un instrument, effaçant, à ses ordres, le temps et l'espace, pour lui donner, en un instant, ce que jadis il acquérait au prix de plusieurs heures de labeur, de fatigue ; je ne concevrai jamais qu'il recule devant quelques grossières calomnies que les ennemis du véloce se plaisent à vomir contre lui et hésitent à l'adopter pour satisfaire à tous ses besoins, à toutes ses exigences. A les en croire, le vélocipède aurait créé des maladies inconnues jusqu'à ce jour !

Que n'a-t-on pas dit, autrefois, contre les machines à coudre? Une jeune femme mourait-elle, ce devait être une victime de cet instrument infernal ! Et pourtant, chaque ménage, possédera bientôt sa machine à coudre, il en sera de même pour le vélocipède !

Maintenant, à vélocipède ! mesdames et messieurs, à vélocipède !

La vie est un voyage,

a dit Casimir Delavigne,

Tâchons de l'embellir,
Jetons sur son passage
Les roses du plaisir.

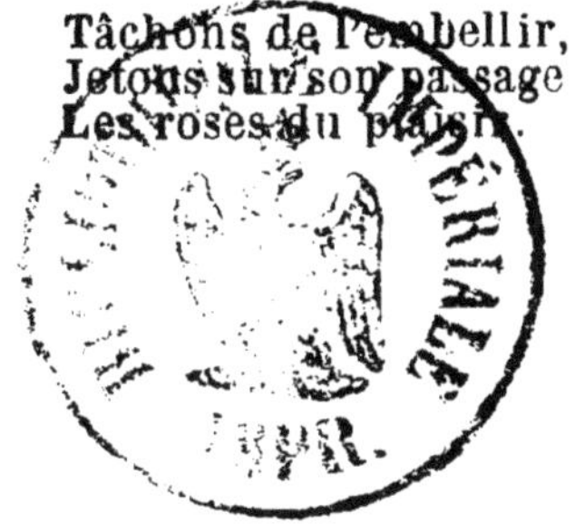

FIN.

ROUEN. IMP. Ve ORVILLE ET JOIGNANT,
RUE DE LA VICOMTÉ, 13 ET 15.

www.ingramcontent.com/pod-product-compliance
Ingram Content Group UK Ltd.
Pitfield, Milton Keynes, MK11 3LW, UK
UKHW021524260726
13993UKWH00004B/1858